# Acerca de NCCN Guidelines for Patients®

National Comprehensive Cancer Network®





¿Sabía que los principales centros oncológicos de los Estados Unidos colaboran para mejorar la atención oncológica? Esta alianza de los principales centros oncológicos se denomina National Comprehensive Cancer Network® (NCCN®).

La atención oncológica está en cambio constante. NCCN elabora recomendaciones para la atención oncológica basadas en pruebas que utilizan los profesionales de atención médica de todo el mundo. Estas recomendaciones que se actualizan con frecuencia se denominan NCCN Clinical Practice Guidelines in Oncology (NCCN Guidelines®). NCCN Guidelines for Patients explican de manera sencilla estas recomendaciones de los expertos para las personas con cáncer y sus cuidadores.

**Esta NCCN Guidelines for Patients se basa en NCCN Clinical Practice Guidelines in Oncology (NCCN Guidelines®) para la detección del cáncer colorrectal, versión 1.2024 del 27 de febrero de 2024.**

Ver NCCN Guidelines for Patients gratis en internet
NCCN.org/patientguidelines

Buscar un centro oncológico de NCCN cerca de usted
NCCN.org/cancercenters

Comuníquese con nosotros

# Quiénes nos apoyan

NCCN Guidelines for Patients cuenta con el apoyo financiero de NCCN Foundation®

**NCCN Foundation agradece profundamente a las siguientes empresas colaboradoras por hacer posible esta NCCN Guidelines for Patients: Bristol Myers Squibb y Pfizer Inc.**

NCCN adapta, actualiza y aloja de forma independiente la guía de NCCN Guidelines for Patients. Nuestras empresas colaboradoras no participan en la elaboración de esta NCCN Guidelines for Patients y no se responsabilizan del contenido ni las recomendaciones que se incluyen en la presente guía.

**Apoyo adicional proporcionado por**

Fight Colorectal Cancer (Fight CRC) es una organización líder en la promoción y defensa de los pacientes que proporciona información equilibrada y objetiva sobre la investigación, el tratamiento y las políticas del cáncer de colon y recto. Como defensora implacable de la esperanza, se enfoca en financiar iniciativas de investigación prometedoras y de gran impacto, además de capacitar a los promotores de este movimiento para influir en la legislación y las políticas a favor del bien colectivo. Para más información, visite fightcolorectalcancer.org y síganos en las redes sociales como @FightCRC.

Para hacer una donación u obtener más información, visite la página web o envíe un correo electrónico.

NCCNFoundation.org/donate

PatientGuidelines@NCCN.org

# Contenido





NCCN Foundation tiene como objetivo apoyar a los millones de pacientes y familias afectados por un diagnóstico de cáncer mediante la financiación y distribución de NCCN Guidelines for Patients. NCCN Foundation también se compromete a avanzar en los tratamientos contra el cáncer subsidiando a los médicos prometedores del país en el centro de innovación en cuanto a investigación del cáncer. Para obtener más detalles y acceder a la biblioteca completa de recursos para pacientes y cuidadores, visite NCCN.org/patients.

National Comprehensive Cancer Network (NCCN) y NCCN Foundation
3025 Chemical Road, Suite 100, Plymouth Meeting, PA 19462, EE. UU.

# 1 Acerca de la detección del cáncer colorrectal

**Para ayudar a prevenir el cáncer colorrectal, la detección permite encontrar y eliminar los pólipos antes de que se conviertan en cáncer. Si ha comenzado a desarrollarse el cáncer, la detección facilita descubrirlo a tiempo, cuando hay mayor probabilidad de curarlo.**

El cáncer colorrectal se refiere al cáncer que se forma en el colon o recto. Estos órganos forman parte del intestino grueso.

En el colon, los alimentos que come se transforman en heces (materia fecal). Las heces se alojan en el recto hasta que salen del cuerpo durante la deposición.

La pared del intestino está formada por capas de tejido. El cáncer comienza en la capa más interna que está en contacto con las heces.

## ¿Qué es la detección?

Es una serie de pruebas que se realizan para detectar un problema de salud en una persona que no presenta signos o síntomas de la afección.

El profesional de atención médica tendrá en cuenta su edad, sus antecedentes médicos y los antecedentes de familiares para determinar su riesgo de padecer cáncer colorrectal. Dicho riesgo sirve para determinar cuándo debe comenzar a realizarse pruebas de detección y qué métodos se recomiendan.

La mayoría de las personas tiene un riesgo medio, y hay varios tipos de pruebas de detección para elegir.

En los Estados Unidos, los indígenas norteamericanos/nativos de Alaska y las personas de raza negra tienen más probabilidades de contraer cáncer colorrectal y morir a causa de esta enfermedad.

### El intestino grueso

**La primera parte del colon es una especie de fondo de saco llamado ciego. El resto del colon tiene 4 secciones principales: ascendente, transverso, descendente y sigmoide. El recto es la última parte del intestino grueso. Las heces permanecen allí hasta que salen del cuerpo a través del ano.**

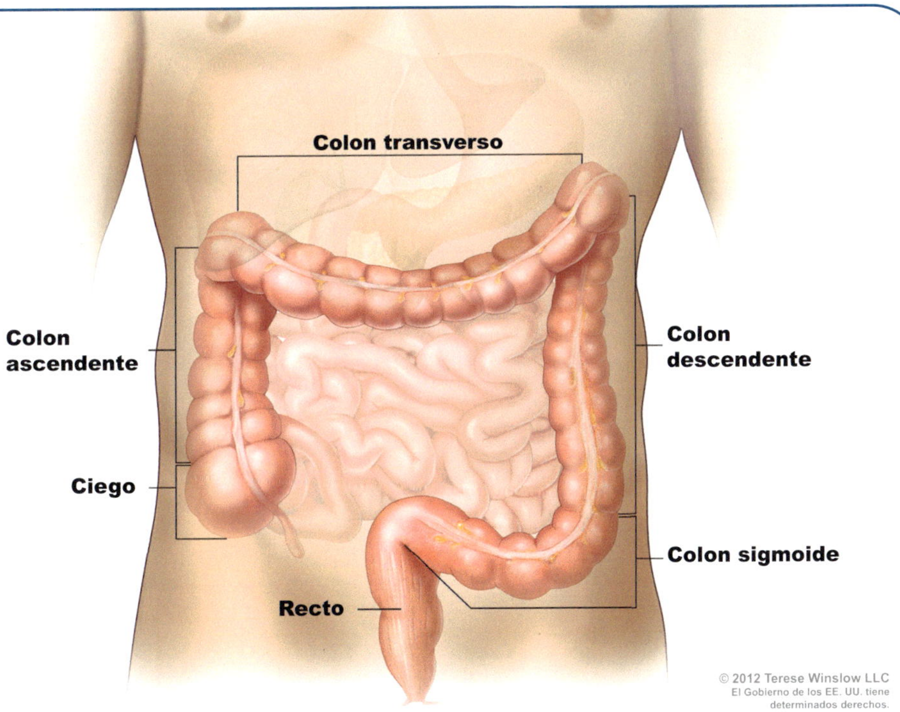

# Pólipos y lesiones

Los pólipos son tumores no cancerosos de la capa interior del intestino grueso. Algunos tipos tienen más probabilidades de convertirse en cáncer que otros.

Hay diferentes formas y tamaños de pólipos: incluso hay algunos que son muy planos y sutiles. Los pólipos pediculados tienen tallo y sobresalen de la pared del colon. Los pólipos sésiles son más planos y no tienen tallo.

Extirpar los pólipos puede ayudar a prevenir el cáncer antes de que comience a desarrollarse. La mayoría de estos puede extirparse durante una colonoscopia. En los estudios de detección no invasivos se pueden detectar pólipos, pero estos no pueden extirparse.

Además, se pueden analizar para corroborar que el cáncer no haya comenzado a desarrollarse.

Si bien la mayoría de los pólipos no se convierten en cáncer, su riesgo de padecer la enfermedad aumenta si ha tenido alguno de los tipos que se describen a continuación.

### Adenomas

Los adenomas son los tipos más frecuentes de pólipos. La mayoría son precancerosos. Esto significa que, si bien puede tardar muchos años, un adenoma puede convertirse en cáncer invasivo. El cáncer que se forma en un adenoma se llama adenocarcinoma. Es el tipo más común de cáncer colorrectal.

Los patrones de desarrollo sirven para indicar el aspecto de un pólipo cuando se observa en un microscopio. Los adenomas tienen tres tipos de patrones de desarrollo: tubular (más común), velloso y tubulovelloso.

**Pólipos**

**Los pólipos son tumores en el revestimiento de la pared del intestino. Los pólipos pediculados tienen un aspecto similar a los de los hongos y sobresalen de la pared del colon. Los pólipos sésiles son más planos y no tienen tallo.**

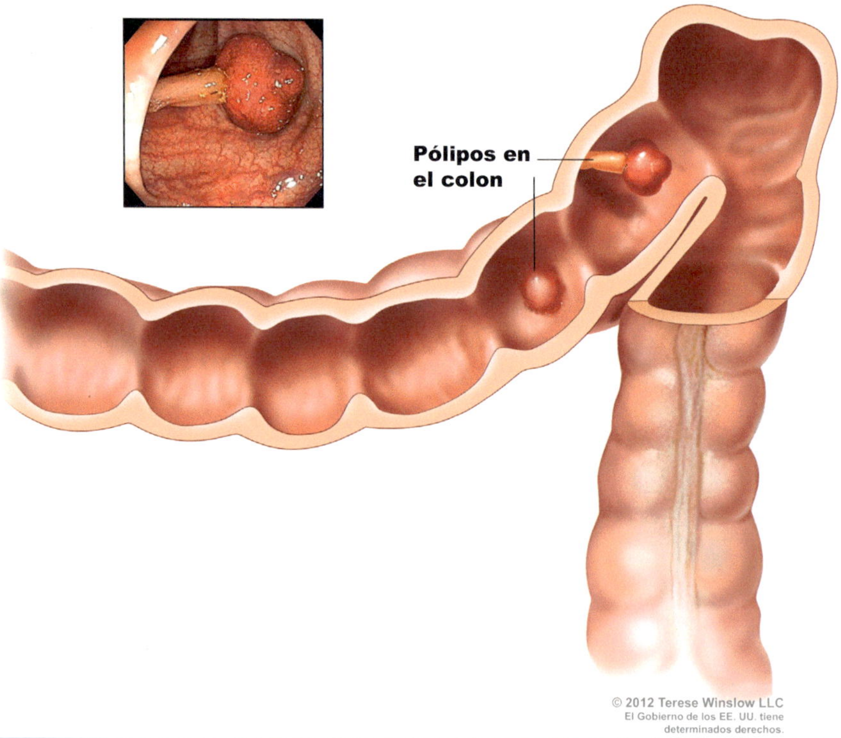

Algunos adenomas tienen mayores probabilidades de convertirse en cáncer que otros. Estos adenomas "avanzados" presentan al menos una de las siguientes características:

- Tienen un tamaño de un centímetro (1 cm) o superior.
- Tienen displasia de alto grado.
- Tienen un patrón celular velloso o tubulovelloso.

Los adenomas también se denominan pólipos adenomatosos, pólipos tradicionales y pólipos convencionales.

### Pólipos serrados

Los pólipos serrados también pueden formar células precancerosas. Estos pólipos muestran un patrón de dientes de sierra cuando se observan en un microscopio.

Los pólipos serrados sésiles (también llamados lesiones serradas sésiles) son pólipos más planos sin tallo.

Los adenomas serrados tradicionales son pólipos poco frecuentes con un patrón de desarrollo velloso.

Los pólipos hiperplásicos también forman parte de la familia de los pólipos serrados. Si bien la mayoría no se convierte en cáncer, los expertos no están seguros de si los pólipos hiperplásicos de más de un centímetro aumentan el riesgo de contraer cáncer colorrectal. Por esta razón, a menudo se recomiendan pruebas de detección más frecuentes para los pólipos hiperplásicos grandes.

## Comparación entre detección y diagnóstico

La detección del cáncer se realiza en personas que no presentan signos o síntomas de cáncer colorrectal. Si presenta signos o síntomas, el objetivo de las pruebas es encontrar el problema y hacer un diagnóstico. Consulte al profesional de atención médica si presenta alguno de estos signos o síntomas:

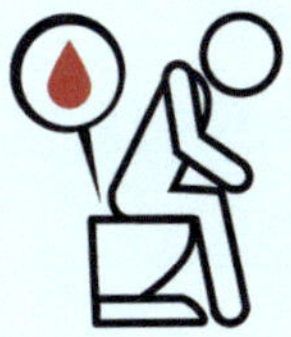

**Heces con sangre**

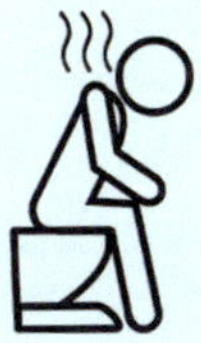

**Cambio en los hábitos de movimiento intestinal**

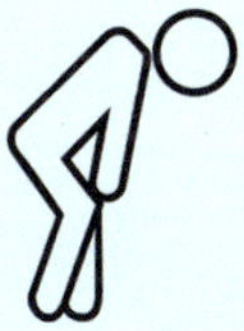

**Anemia por deficiencia de hierro**

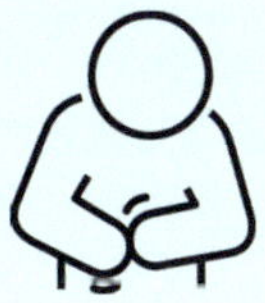

**Dolor abdominal**

# Determinación del riesgo

El profesional de atención médica tendrá en cuenta su edad, sus antecedentes médicos y los antecedentes de familiares para determinar su riesgo de padecer cáncer colorrectal.

Dicho riesgo sirve para determinar cuándo debe comenzar a realizarse pruebas de detección y qué métodos se recomiendan. La mayoría de las personas tienen un riesgo medio. Consulte el cuadro a continuación para conocer los niveles de riesgo.

## ¿Tiene un riesgo medio o elevado de padecer cáncer colorrectal?

### Riesgo medio

**Edad de 45 a 75 años**

**Y**

**Sin antecedentes de cáncer colorrectal ni pólipos avanzados de alto riesgo en familiares de primer grado (padres, hermanos o hijos biológicos)**

**Y**

**Nunca ha recibido un diagnóstico con alguna de estas enfermedades** ····➤

### Riesgo elevado

**Antecedentes familiares de cáncer colorrectal o pólipos avanzados de alto riesgo**

**O**

**Ha recibido un diagnóstico con alguna de estas enfermedades:**

- Cáncer colorrectal
- Adenomas o pólipos serrados sésiles
- Enfermedad inflamatoria intestinal (EII)
- Fibrosis quística
- Cáncer infantil
- Síndrome de Lynch
- Poliposis adenomatosa familiar
- Poliposis asociada al gen *MUTYH*
- Síndrome de Peutz-Jeghers
- Síndrome de poliposis juvenil
- Síndrome de poliposis serrada
- Síndrome de Cowden/síndrome de hamartoma tumoral de *PTEN*
- Síndrome de Li-Fraumeni

# Otras formas de reducir el riesgo

Las pruebas de detección son la mejor manera de prevenir el cáncer colorrectal. A continuación, se describen otras medidas que puede adoptar para reducir el riesgo.

## Otras formas de reducir el riesgo de padecer cáncer colorrectal

Siga una dieta saludable, rica en alimentos de origen vegetal. Limite el consumo de carnes rojas y alimentos procesados. Obtenga nutrientes de alimentos reales, no dependa de los suplementos únicamente.

Beba poco o nada de alcohol.

Muévase más; sea menos sedentario.

Mantenga un peso saludable. Hacer un seguimiento de su peso, alimentación, calorías y niveles de actividad podrían ayudarlo a cumplir sus objetivos.

Deje de consumir tabaco. Pregunte al equipo de atención médica sobre opciones para ayudarlo a dejar de fumar. La terapia psicológica y los medicamentos suelen ser algunas opciones disponibles.

Obtenga vitamina D de alimentos como salmón, atún, caballa y yemas de huevo. La piel también puede producir vitamina D cuando se expone al sol, pero recuerde ponerse protector solar cuando pase mucho tiempo al aire libre.

## Puntos clave

- El cáncer colorrectal se refiere al cáncer de colon o recto. Los pólipos son tumores en el revestimiento interno de estos órganos.
- La mayoría de los pólipos no se transforman en cáncer, pero su riesgo de contraer esta enfermedad aumenta si ha tenido determinados tipos de pólipos.
- Para ayudar a prevenir el cáncer colorrectal, la detección permite encontrar y eliminar los pólipos antes de que se conviertan en cáncer. También detecta el cáncer a tiempo, cuando es más probable implementar un tipo de cura.
- El profesional de atención médica tendrá en cuenta su edad, sus antecedentes médicos y los antecedentes de familiares para determinar su riesgo de padecer cáncer colorrectal.
- Dicho riesgo sirve para determinar cuándo debe comenzar a realizarse pruebas de detección y qué métodos se recomiendan. La mayoría de las personas tienen un riesgo medio.
- Además de la detección, llevar un estilo de vida saludable puede ayudar a prevenir el cáncer colorrectal. Limite la ingesta de alimentos procesados y alcohol, permanezca activo y deje de consumir tabaco.

**¡Nos interesan sus comentarios!**

**Nuestro objetivo es brindar información útil y fácil de entender sobre el cáncer.**

**Realice nuestra encuesta para decirnos qué hicimos bien y qué podríamos mejorar.**

**NCCN.org/patients/feedback**

# 2

# Detección en personas con riesgo medio

**Para las personas con riesgo medio de padecer cáncer colorrectal, la detección comienza a los 45 años. Existen diversas pruebas de detección. Converse sobre sus preferencias en cuanto a los métodos de detección con el profesional de atención médica.**

## La detección comienza a los 45 años

Las personas con riesgo medio de padecer cáncer colorrectal deben comenzar a realizarse pruebas de detección a los 45 años. Las personas con buena salud deben continuar realizándose la detección hasta los 75 años.

Si tiene entre 76 y 85 años, realizarse pruebas de detección del cáncer es una decisión personal. Hable con el profesional de atención médica sobre los beneficios y riesgos posibles de las pruebas de detección en consideración de su salud general.

No es necesario realizarse pruebas de detección del cáncer colorrectal si tiene más de 85 años.

Existen diversos métodos de detección disponibles para las personas con un riesgo medio de padecer cáncer colorrectal que se describen a continuación. Consulte al médico sobre las ventajas y desventajas de cada uno de estos.

**Edad de 45 a 75 años**

Hágase las pruebas de detección (a menos que padezca una afección de salud grave).

**Edad de 76 a 85 años**

La prueba de detección es una decisión personal. Conozca cuáles son los pros y los contras para usted.

**A partir de los 86 años**

No es necesario realizar una prueba de detección.

## Colonoscopia

En los Estados Unidos, la colonoscopia es la prueba de detección de cáncer colorrectal más habitual, independientemente del nivel de riesgo.

Este procedimiento permite que un profesional de atención médica, normalmente un gastroenterólogo, examine todo el intestino grueso y extirpe cualquier tumor anormal.

Junto con la sigmoidoscopia flexible (que se describe a continuación), la colonoscopia se considera como lo siguiente:

- Una prueba de detección visual
- Una prueba de detección estructural
- Una prueba de detección endoscópica

Los procedimientos endoscópicos son los únicos métodos de detección en los que se pueden extirpar pólipos.

### Limpieza del intestino

La colonoscopia requiere que el intestino esté libre de heces. La preparación intestinal consiste en una dieta líquida y laxantes fuertes. Siga atentamente las instrucciones de preparación. Si el intestino no está lo suficientemente limpio, es posible que tenga que reprogramar la prueba o repetirla.

### Qué esperar

Es probable que tenga que usar una bata de hospital. La prueba se realizará mientras usted yace de costado. Si optó por estar dormido para el procedimiento, se le administrará un sedante intravenoso.

**Colonoscopia**

**La colonoscopia es un procedimiento que permite al médico ver y extirpar el tejido anormal del colon. Un dispositivo delgado se introduce a través del ano, sube por el recto y llega al colon. El dispositivo tiene una luz, una cámara y una herramienta de corte.**

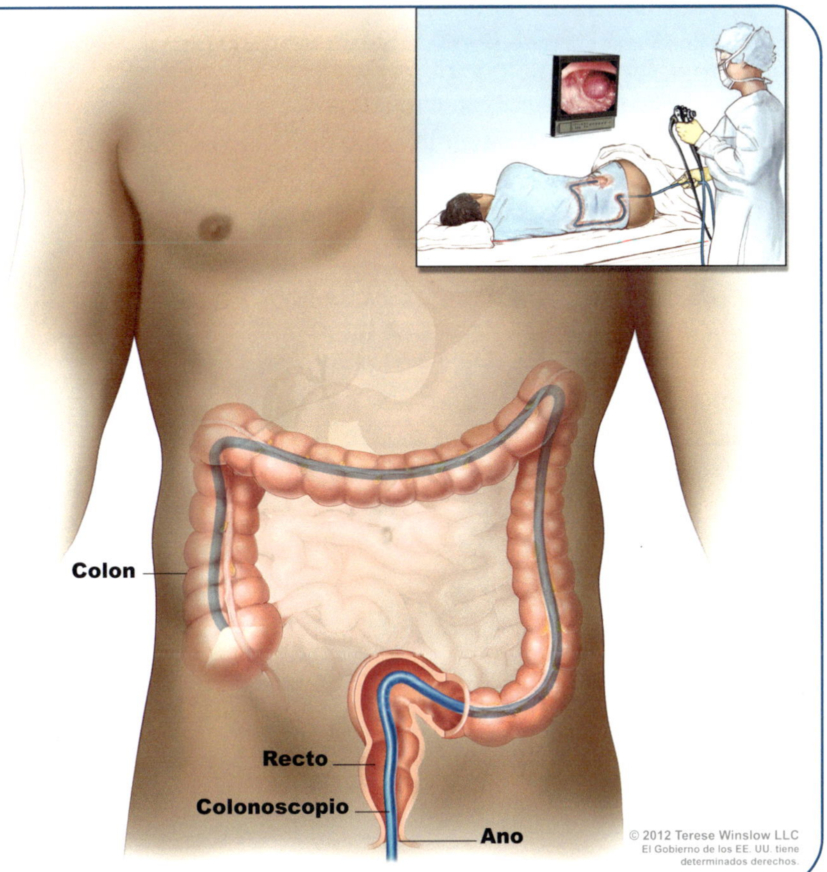

El profesional de atención médica introducirá un dispositivo largo y delgado con una luz y una cámara por el ano y lo guiará suavemente a través de todo el intestino grueso. El equipo médico observará el colon en un monitor y buscará tumores anormales.

Si detecta pólipos o lesiones, los extirpará durante el procedimiento con una herramienta de corte. Esto se denomina polipectomía. La mayoría de los pólipos se pueden extirpar de esta manera. Rara vez se necesita cirugía.

La cantidad de pólipos, su tamaño y ubicación se anotan en un informe de colonoscopia.

Los pólipos extirpados se envían a un experto llamado anatomopatólogo para que los examine. Este médico procurará detectar células cancerosas en el pólipo mediante un microscopio. Si encuentra alguna, realizará un diagnóstico de cáncer.

El diagnóstico se incluirá en un informe de anatomopatología, junto con otros detalles de las pruebas tisulares. Los siguientes pasos de la atención se basarán en los detalles de la colonoscopia y en los hallazgos anatomopatológicos.

La colonoscopia demora menos de una hora. Después, es posible que deba quedarse durante otra hora para que pase el efecto de los medicamentos que le hayan administrado. Necesitará que alguien lo lleve a casa. Al día siguiente, es probable que se sienta normal. Comuníquese con el médico si presenta dolor intenso, vómitos, heces con sangre o una sensación de debilidad.

### Resultados y próximo estudio

Si no se encuentran pólipos, puede esperar 10 años hasta el próximo estudio y puede utilizar cualquier método de detección. También puede esperar 10 años si los únicos pólipos encontrados son pequeños e hiperplásicos.

Si se encuentra alguno de los siguientes pólipos, la próxima prueba de detección debe ser otra colonoscopia. Además, el momento de la próxima colonoscopia depende de la cantidad, el tamaño y otras características de los pólipos extirpados.

- Adenoma (cualquier tamaño)
- Pólipo serrado sésil (cualquier tamaño)
- Pólipo hiperplásico de 1 cm o más

En las páginas siguientes, encontrará más información sobre la repetición de las pruebas de detección tras la extirpación de pólipos.

### Extirpación de pólipos pequeños

Cuando se encuentran y extirpan uno o dos adenomas pequeños, el tiempo que debe trascurrir hasta la nueva prueba de detección es similar al del riesgo medio. Los pólipos serrados son más propensos a reaparecer después de ser extirpados, por lo que el intervalo es más corto. Consulte el cuadro a continuación para obtener más detalles.

Tener una gran cantidad de pólipos podría deberse a un síndrome de cáncer hereditario. Es probable que el profesional de atención médica le recomiende la realización de una prueba genética si le han extirpado muchos pólipos.

### Extirpación de pólipos grandes

Los pólipos de 1 cm o más grandes pueden ser difíciles de extirpar. Además, pueden tener otras características que aumentan el riesgo de contraer cáncer.

Después de extirpar un **pólipo pediculado grande** que no mostró signos de cáncer, se recomienda realizar una colonoscopia a los **3 años**.

Los pólipos sésiles suelen volver a aparecer después del tratamiento. Para los pólipos sésiles y las lesiones sin características de alto riesgo, se recomienda realizar una colonoscopia en uno a tres años. Si los resultados son normales, puede esperar tres años hasta su próxima colonoscopia.

## Repetición de las pruebas tras la detección de pequeños pólipos en la colonoscopia

| Cantidad y tipo de pólipos extirpados | Intervalo hasta la próxima colonoscopia | Si los resultados son normales, se prolonga el tiempo hasta la siguiente prueba de detección |
|---|---|---|
| Uno o dos adenomas de menos de 1 cm | De 7 a 10 años | 10 años |
| Uno o dos pólipos serrados sésiles (sin displasia) de menos de 1 cm | 5 años | 10 años |
| • Cualquier adenoma serrado tradicional<br>• Pólipos múltiples o avanzados con características de alto riesgo<br>• De tres a nueve adenomas o pólipos serrados sésiles | 3 años | 5 años |
| • Detección de 10 o más pólipos de alto riesgo durante una colonoscopia<br>• Detección de 20 o más pólipos de alto riesgo durante varias colonoscopias | La cantidad elevada de pólipos puede indicar que usted tiene un síndrome colorrectal hereditario. Se recomienda ver a un especialista para la evaluación genética.<br>Se recomienda realizarse una colonoscopia al año, o el momento de la próxima detección puede personalizarse. | |

Para pólipos sésiles con características de alto riesgo, o que no se extirparon íntegramente, se recomienda una colonoscopia a los seis meses. Si los resultados son normales, su próxima colonoscopia se realizará al año y, posteriormente, de nuevo a los tres años si los resultados son normales.

## Si se detecta cáncer

Para obtener información sobre el tratamiento del cáncer, consulte *NCCN Guidelines for Patients: Cáncer de colon y Cáncer de recto* en NCCN.org/patientguidelines y en la aplicación NCCN Patient Guides for Cancer.

Estos recursos describen las pruebas de reparación de desajustes (MMR, por sus siglas en inglés). Este biomarcador (característica) debe analizarse en todos los tipos de cáncer colorrectal.

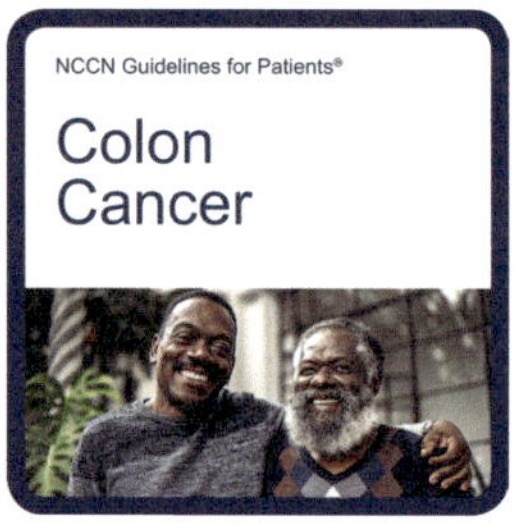


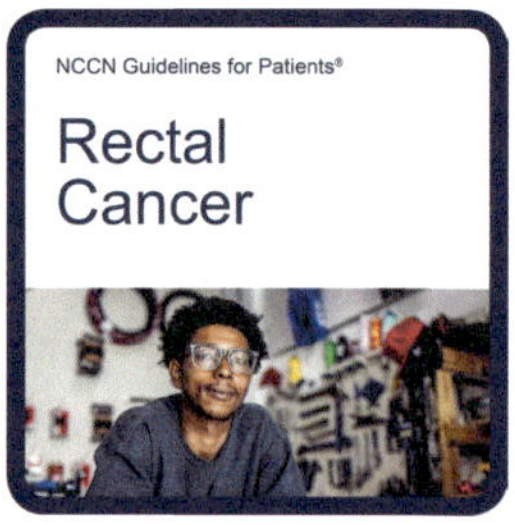


## ¿Quiénes son los más afectados?

**En los Estados Unidos, los indígenas estadounidenses/nativos de Alaska y las personas de raza negra tienen más probabilidades de padecer cáncer colorrectal y morir a causa de la enfermedad que cualquier otro grupo racial o étnico.**
**Estas personas también suelen enfrentar dificultades con la detección del cáncer colorrectal.**

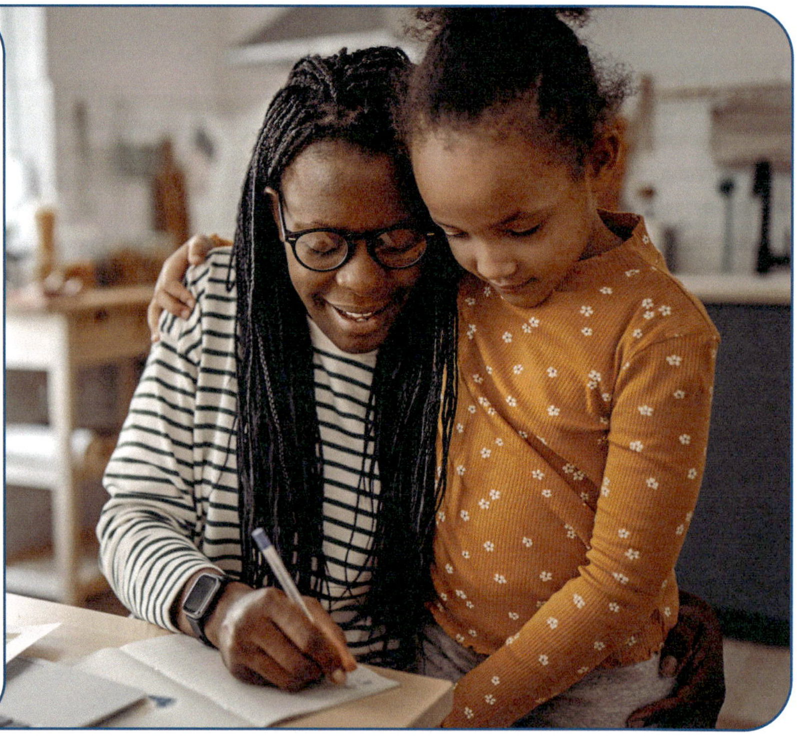

## Sigmoidoscopia flexible

Este método de detección visual es un examen del recto y de la última parte del colon. Para observar estas zonas, el profesional de atención médica introducirá suavemente un dispositivo con una pequeña cámara a través del ano, dentro del intestino grueso.

Si no se encuentran pólipos, se recomienda volver a realizar la detección en 5 a 10 años mediante cualquier método. Esto también se aplica si los únicos pólipos encontrados son hiperplásicos y menores de 1 cm. Hable con el profesional de atención médica sobre los beneficios y riesgos de cada método.

Si se observan pólipos o lesiones, el profesional de atención médica los extirpará o tomará una muestra para biopsia durante el procedimiento. Un anatomopatólogo examinará los pólipos o tejidos extirpados. Si se encuentra alguno de los siguientes pólipos, se recomienda realizar una colonoscopia:

- Un adenoma
- Una lesión o pólipo serrado sésil
- Un pólipo hiperplásico de 1 cm o más

Si tuvo alguno de los tipos de pólipos antes mencionados, tiene un riesgo elevado de padecer cáncer colorrectal. Se recomienda realizarse pruebas de detección más frecuentes. *Consulte en el capítulo 3* las recomendaciones para detección en las personas con mayor riesgo.

### Sigmoidoscopia

**La sigmoidoscopia flexible permite que un profesional de atención médica observe el recto y la última parte del colon. Si no se encuentran pólipos, se recomienda volver a realizar la prueba de detección en 5 a 10 años (con cualquier método).**

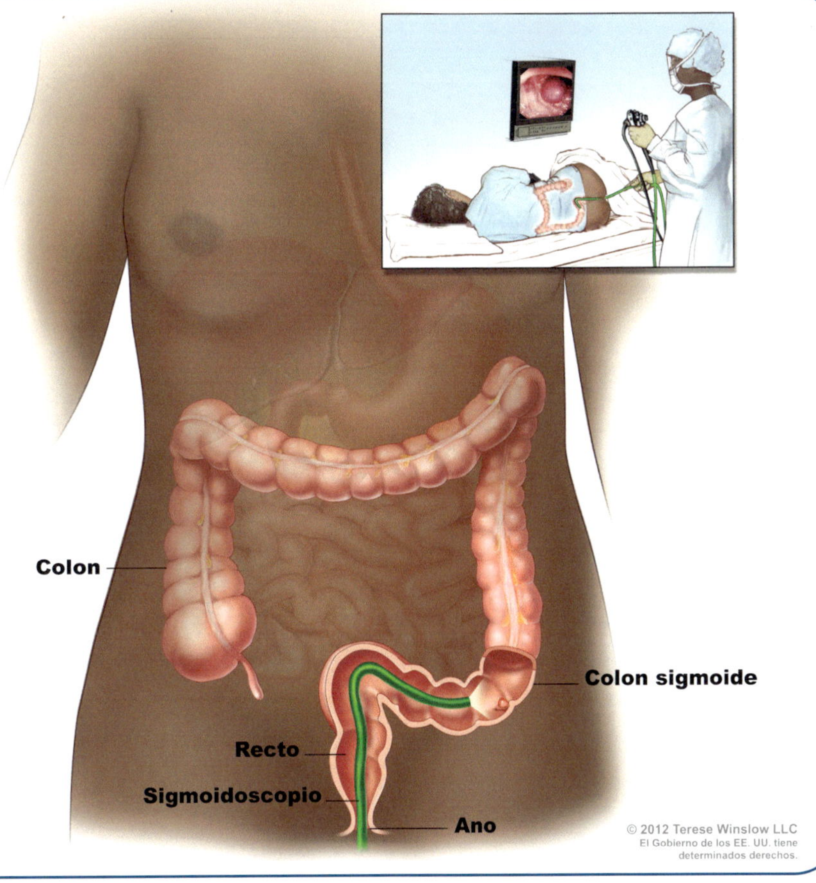

## Colonografía por TC

La colonografía por tomografía computarizada (TC), también llamada colonoscopia virtual, es otra opción de detección para las personas con riesgo medio. Esta prueba utiliza un tomógrafo y una pequeña cantidad de radiación para observar de cerca el intestino grueso. También muestra los órganos cercanos en el abdomen.

La colonografía por TC no es invasiva y no requiere sedación. Una desventaja es que se necesita una limpieza intestinal, al igual que para una colonoscopia.

Si no se encuentran pólipos o lesiones, se recomienda volver a realizar una prueba de detección a los 5 años con cualquier método. Hable con el profesional de atención médica sobre los beneficios y riesgos de cada método.

Si se encuentran pólipos, se recomienda realizar una colonoscopia. Si solo se encuentran de uno a dos pólipos diminutos, puede elegir esperar tres años para volver a realizar una prueba de detección mediante colonografía por TC.

### Repetición de las pruebas de detección para personas con riesgo medio

| Método de detección | Intervalo hasta la siguiente prueba de detección si los resultados son normales |
|---|---|
| Colonoscopia | Repetir la prueba de detección a los 10 años |
| Sigmoidoscopia flexible | Repetir la prueba de detección a los 5 a 10 años |
| Colonografía por TC | Repetir la prueba de detección a los 5 años |
| Prueba multidirigida de ADN en heces (PIF-ADN) | Repetir la prueba de detección a los 3 años |
| SOH de alta sensibilidad con guayacol | Repetir la prueba de detección al año |
| Prueba inmunoquímica fecal (PIF) | Repetir la prueba de detección al año |

# Pruebas de detección fecales

Las pruebas fecales pueden detectar signos de cáncer colorrectal en una muestra de heces. Los signos incluyen sangre y ADN liberados por las células anormales.

Estas pruebas solo están aprobadas por la Administración de Alimentos y Medicamentos de EE. UU. (FDA, por sus siglas en inglés) para aquellas personas con un riesgo medio de padecer cáncer colorrectal.

El método consiste en recolectar una muestra de heces en su casa y enviarla a un laboratorio para análisis.

Estas pruebas son más sencillas que la colonoscopia, pero no son tan eficaces para detectar pólipos que podrían convertirse en cáncer. Y, si los resultados de las pruebas fecales son anormales, se recomienda realizar una colonoscopia en los 6 a 10 meses siguientes.

### Pruebas de sangre oculta en heces

Las pruebas de sangre oculta en heces (SOH) procuran detectar sangre oculta (escondida) en la materia fecal. El tipo de estudio más habitual emplea guayacol, una sustancia utilizada para recubrir las tarjetas con muestras de heces. Si hay sangre en la muestra, el guayacol hará que cambie de color rápidamente.

La SOH con guayacol requiere que reúna tres muestras de heces de forma consecutiva. También requiere que siga una dieta especial.

La prueba inmunoquímica fecal (PIF) es otro tipo de SOH. Se coloca una muestra de heces en un tubo de recolección o en una tarjeta para análisis. La PIF utiliza un anticuerpo que se une a una proteína sanguínea llamada hemoglobina para detectar la sangre.

A diferencia de la SOH con guayacol, la PIF no requiere que cambie su alimentación. Y muchas marcas solo requieren una muestra de heces por año.

Si los resultados de las pruebas SOH o PIF con guayacol dan positivo, se recomienda realizar una colonoscopia dentro de los nueve meses posteriores. Si los resultados dan negativo, se recomienda volver a realizar una prueba de detección (con cualquier método) al cabo de un año.

### Prueba de ADN en heces multiobjetivo

Este método procura detectar sangre y ADN en las heces que podrían presentarse por un pólipo precanceroso o cáncer de colon. Cologuard es una prueba de ADN en heces multiobjetivo disponible actualmente.

Si los resultados dan positivo, se recomienda realizar una colonoscopia en un plazo de nueve meses.

Si los resultados de ADN en heces dan negativo, se recomienda volver a realizar una prueba de detección (con cualquier método) a los tres años.

# Análisis de sangre

Existen análisis de sangre aprobados por la FDA para la detección del cáncer colorrectal. Por ahora, son solo para personas con riesgo medio que no pueden o no quieren utilizar otros métodos de detección.

Después de la detección con un análisis de sangre, se desconoce cuánto tiempo se debe esperar hasta la próxima prueba de detección. Hable con el profesional de atención médica sobre el momento de la próxima prueba de detección.

# Puntos clave

- Las personas con riesgo medio deben comenzar a realizarse las pruebas de detección a los 45 años y disponen de diversos métodos. Analice las ventajas y desventajas de cada opción con el profesional de atención médica.
- El tiempo que transcurre hasta la siguiente prueba de detección varía en función del método de detección anterior.
- Si los resultados de la colonoscopia son normales, no es necesario realizar otra prueba de detección hasta dentro de 10 años.
- Después de realizarse un análisis de heces, la repetición de las pruebas de detección varía entre uno y tres años.
- Si opta por un método de detección no invasivo y el resultado es positivo, debe realizarse una colonoscopia para completar el proceso de detección.
- Tiene un mayor riesgo de padecer cáncer colorrectal si ha tenido un adenoma o un pólipo serrado sésil. Una vez extirpados estos pólipos, el momento de la siguiente prueba de detección se basará en varios factores, como la cantidad y las características de los pólipos extirpados.

## Conozca sus antecedentes familiares

Los antecedentes familiares son uno de los factores de riesgo más importantes del cáncer colorrectal. Prepárese para comunicar la siguiente información al profesional de atención médica:

- El tipo de cáncer, si lo hubiera, en sus familiares consanguíneos.
- La edad de sus familiares en el momento del diagnóstico de cáncer.
- La edad actual o la edad al momento de la muerte.
- Afecciones de salud heredadas y anomalías congénitas en su familia.

# 3

# Detección en las personas con riesgo elevado

**La colonoscopia es el método de detección recomendado para todas las personas que tienen un riesgo elevado de padecer cáncer colorrectal.**

## Enfermedad inflamatoria intestinal

La enfermedad inflamatoria intestinal (EII) es un grupo de afecciones de salud que causan inflamación y lesiones a largo plazo en el aparato digestivo. Las lesiones pueden causar la proliferación de células anormales que pueden convertirse en cáncer con el tiempo.

La colitis ulcerosa y la enfermedad de Crohn son tipos de EII. Estas afecciones suelen comenzar antes de los 30 años o mucho más tarde en la vida. Tener cualquiera de estas dos enfermedades aumenta el riesgo de contraer cáncer colorrectal.

Su riesgo aumenta aún más si tiene antecedentes familiares de cáncer colorrectal o si tiene colangitis esclerosante primaria, una afección que causa daño y estrechamiento de los conductos biliares.

La displasia es difícil de ver porque suele producirse en una sección plana y de aspecto normal de la pared del colon. Lo ideal es realizar la detección cuando la EII está inactiva.

### Inicio de las pruebas de detección del cáncer

En las personas con EII que afecta el colon, la mayoría debe empezar a realizarse pruebas de detección de cáncer colorrectal ocho años después de que comenzaron los síntomas de la enfermedad. Se recomienda empezar antes de los ocho años si tiene antecedentes familiares de cáncer colorrectal.

Las personas con colangitis esclerosante primaria (CEP) deben comenzar a realizarse pruebas de detección cuando se les diagnostique esta enfermedad, independientemente de cuándo comenzaron los síntomas de la EII.

### Métodos de detección

En personas con EII, siempre debe utilizarse la colonoscopia para detectar el cáncer colorrectal. El médico guiará suavemente un dispositivo delgado a través del ano y hacia el colon mientras usted está sedado.

La displasia puede ser difícil de observar con una colonoscopia típica, por lo que se combina con métodos más novedosos para ver mejor. Estos incluyen lo siguiente:

- Endoscopia de luz blanca de alta definición (HDWLE, por sus siglas en inglés)
- Cromoendoscopia

La cromoendoscopia consiste en aplicar una tinción en el revestimiento interno del intestino. La tinción hace que sea más fácil ver áreas anormales y realizar biopsias dirigidas.

El profesional de atención médica realizará una biopsia (extraerá muestras) de cualquier zona que parezca anormal. También tomará muestras aleatorias de cada sección del intestino grueso.

### Pólipos o lesiones resecables

Los pólipos y las lesiones que se pueden extirpar de forma segura se denominan resecables. Si se detectan, se extirparán por vía endoscópica (si es posible). El momento de su próxima colonoscopia depende de las características de los pólipos extirpados.

En el caso de los pólipos de menor riesgo que se extirpan por completo, se recomienda repetir una colonoscopia en uno a tres años.

Para los pólipos de mayor riesgo que se extirpan por completo, se recomienda realizar una nueva prueba de detección al año, pero puede ser necesaria tan pronto como tres meses después.

Si el pólipo no se extirpó por completo, es posible que lo deriven a un endoscopista capacitado en técnicas avanzadas de resección o a un cirujano especializado en EII.

### Displasia invisible

Durante las pruebas, es posible que se detecte displasia (tejido anormal) en muestras que parecían normales durante la endoscopia. Esto se denomina displasia invisible. Este tipo de anormalidad no puede visualizarse con un endoscopio.

Si se confirma la displasia, la cromoendoscopia es el siguiente paso (si aún no se la ha realizado). El profesional de atención médica puede realizarla o derivarlo a un endoscopista con experiencia en cromoendoscopia. También puede derivarlo a un cirujano que se especialice en EII para analizar si conviene la vigilancia o la cirugía.

### No se ha detectado displasia

Si no se ha detectado displasia, se recomienda una colonoscopia al año para las personas con alto riesgo. Las características de alto riesgo son la colangitis esclerosante primaria, la inflamación activa y los antecedentes familiares de diagnóstico de cáncer colorrectal antes de los 50 años.

Para todas las demás personas sin inflamación activa, la próxima colonoscopia debe realizarse en dos a cinco años.

### Estenosis del colon

Con el tiempo, la EII puede causar la formación de tejido cicatricial en el revestimiento del intestino. Esto hace que el intestino se estreche en ciertas zonas, lo que se denomina estenosis.

En las estenosis de colon puede haber cáncer subyacente, especialmente en personas con EII de largo plazo. Si en su última prueba de vigilancia se detectó una estenosis, se recomienda que consulte a un experto en EII.

El siguiente paso de la atención puede ser someterse a cirugía para la extirpación parcial o total del colon. Esto se denomina colectomía. Si no se prevé una cirugía, se recomienda volver a realizar la prueba de detección al año.

## Fibrosis quística

Las personas con fibrosis quística tienen un mayor riesgo de padecer cáncer colorrectal. A menudo, se presenta antes en personas con esta afección en comparación con las que tienen un riesgo medio. Si se ha sometido a un trasplante de órganos para controlar la fibrosis quística, el riesgo es aún mayor.

En aquellas personas que han recibido un trasplante de órganos, se recomienda realizar la colonoscopia a partir de los 30 años o dentro de los 2 años posteriores al trasplante. Si no se ha sometido a un trasplante de órganos, las pruebas de detección comienzan a los 40 años.

Las personas con fibrosis quística requieren un proceso de limpieza intestinal más exhaustivo antes de la colonoscopia. El equipo de atención médica le dará instrucciones sobre la preparación intestinal.

Si los resultados de la colonoscopia son normales, la próxima colonoscopia se realizará a los cinco años. Si la colonoscopia detecta pólipos precancerosos, se recomienda realizar la siguiente a los tres años.

## Antecedentes familiares de cáncer colorrectal

El profesional de atención médica le preguntará sobre los antecedentes médicos de sus familiares biológicos (consanguíneos). Si tiene un familiar de primer grado con antecedentes de cáncer colorrectal, también corre mayor riesgo de padecerlo.

En la mayoría de las familias con antecedentes de cáncer colorrectal, la causa no está clara. Podría ser por genes compartidos, por experiencias compartidas o por ambas cosas. En casos poco frecuentes, la causa es un síndrome colorrectal hereditario. A continuación, se proporciona más información sobre estos síndromes. Las siguientes recomendaciones **no** se aplican a las familias con estos síndromes.

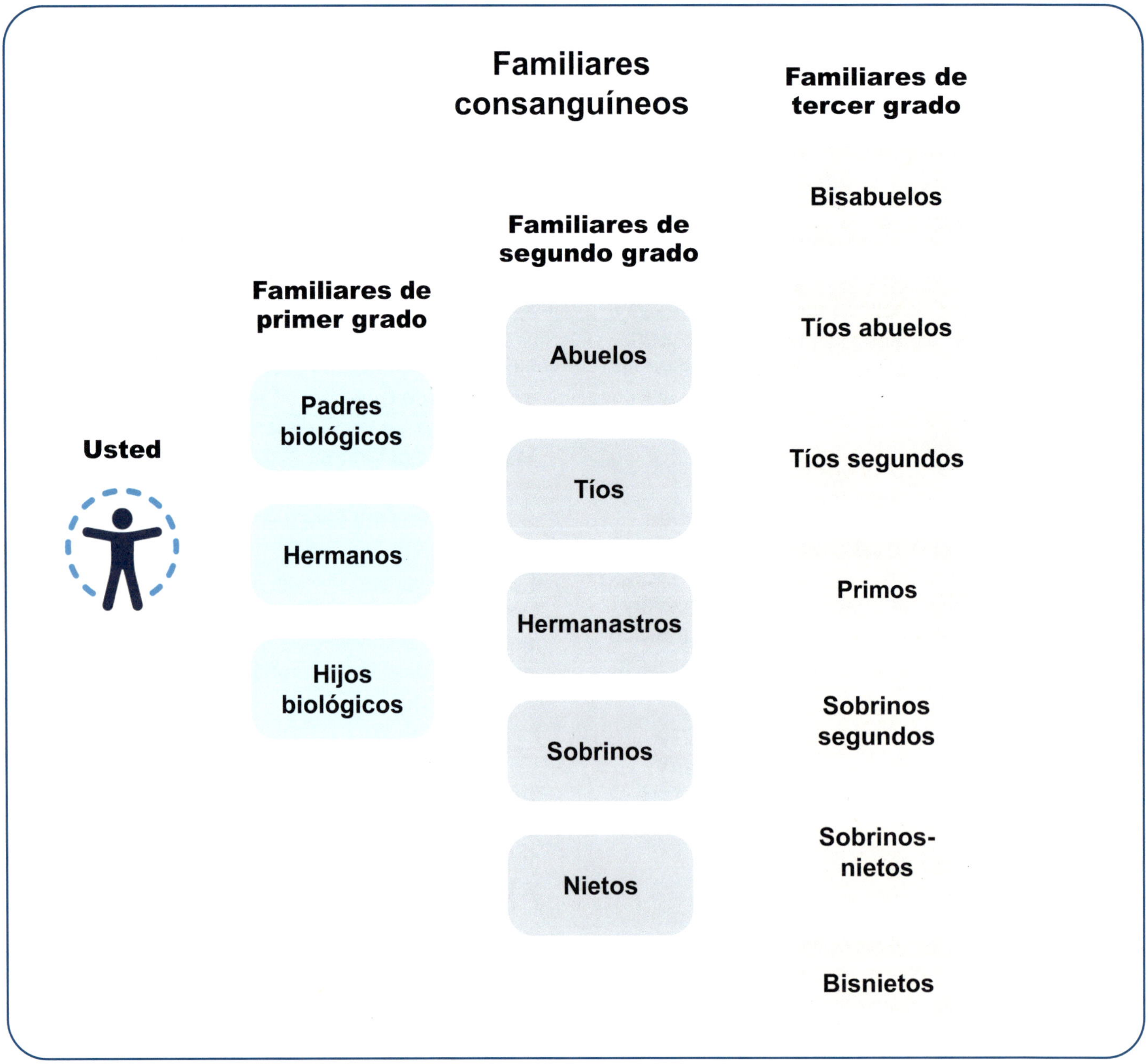

En comparación con la detección de riesgo medio, la detección basada en los antecedentes familiares suele comenzar antes y es más frecuente. El tiempo entre las pruebas de detección podría alargarse si dos pruebas seguidas dan resultados normales. Otros factores que podrían alterar la detección son su edad y la cantidad y edad de los familiares afectados.

Comunique los resultados de sus pruebas de detección a sus familiares. Dígales si se detectaron pólipos o cáncer. Cuando conocen sus antecedentes, pueden tomar decisiones informadas. Es posible que se incluyan recomendaciones de detección para familiares en su informe de colonoscopia. Algunos profesionales de atención médica le darán una carta para compartir con sus familiares de primer grado.

## Familiares de primer grado con cáncer colorrectal (CCR)

Si tiene familiares de primer grado diagnosticados con cáncer colorrectal a cualquier edad, se recomienda una colonoscopia a partir de los 40 años, o 10 años antes del diagnóstico más temprano en su familia. Por ejemplo, si un familiar de primer grado fue diagnosticado a los 44 años, debe comenzar a realizarse pruebas de detección a los 34 años.

Se recomienda repetir la colonoscopia cada cinco años si los resultados son normales. O bien, usted y el profesional de atención médica pueden decidir un programa de detección diferente en función de su edad, sus preferencias y los detalles de sus antecedentes familiares.

## Familiares de primer grado con pólipos avanzados de alto riesgo

Si uno o más de sus familiares de primer grado han tenido un pólipo avanzado de alto riesgo, se recomienda realizar una colonoscopia de detección a los 40 años o a la edad en que el familiar recibió el diagnóstico con la afección, lo que ocurra primero.

Las pruebas de detección deben repetirse cada 5 a 10 años, siempre y cuando los resultados sean normales. O bien, usted y el profesional de atención médica pueden decidir un programa de detección diferente en función de su edad, sus preferencias y los detalles de sus antecedentes familiares.

## Familiares de segundo o tercer grado con CCR

Si tiene familiares de segundo o tercer grado (pero no de primer grado) que hayan sido diagnosticados con cáncer colorrectal, la detección debe comenzar a los 45 años, al igual que las personas con riesgo medio.

Si bien su riesgo de cáncer colorrectal puede ser mayor que el de alguien con riesgo medio, no hay suficientes datos en los estudios científicos como para respaldar la detección antes de los 45 años.

Se recomienda repetir la colonoscopia cada 10 años, siempre y cuando los resultados sean normales.

## Síndromes de cáncer hereditario

Los síndromes de cáncer hereditario son afecciones poco frecuentes provocadas por cambios en determinados genes que suelen transmitirse de padres a hijos biológicos. Es más probable que exista una causa genética si muchos de sus familiares tienen cáncer colorrectal y si el cáncer se diagnosticó antes de los 45 años.

Las personas que nacen con el síndrome de Lynch tienen un riesgo alto de desarrollar diversos tipos de cáncer, como cáncer de colon, de endometrio y de ovarios. El síndrome de Lynch se produce por mutaciones hereditarias de los genes de reparación de desajustes (MMR).

Los síndromes polipósicos son un grupo de síndromes de cáncer que causan pólipos colorrectales. El más común es la poliposis adenomatosa familiar (PAF). La PAF causa la formación de cientos o miles de pólipos en el colon y el recto.

Si se sospecha un síndrome hereditario, el médico lo derivará a un asesor genético. Este experto puede hablar con usted y su familia sobre las pruebas para detectar síndromes relacionados con el cáncer colorrectal. Para estos estudios, se tomará una muestra de sangre o saliva. La muestra se envía a un laboratorio para determinar si presenta mutaciones genéticas que causen estos síndromes.

Es importante consultar a un asesor genético antes de someterse a cualquier prueba genética.

“

**Gracias a las pruebas genéticas donde se identificó que tengo una mutación de *MSH2* (síndrome de Lynch), pude tomar decisiones sobre el tratamiento futuro y comprender mi riesgo futuro de contraer otros tipos de cáncer. Esto me permitió ser proactivo en mi propio cuidado de la salud”.**

# Antecedentes de tratamientos para el cáncer

Algunos tratamientos para el cáncer aumentan el riesgo de padecer otro cáncer años después. Si recibió tratamiento con cualquiera de los siguientes medicamentos cuando era niño, adolescente o adulto joven, tiene un mayor riesgo de padecer cáncer colorrectal:

- Quimioterapia
- Radioterapia (especialmente en el abdomen, la zona pélvica, o la columna vertebral)
- Irradiación corporal total (independientemente de la dosis, con o sin quimioterapia)

Para las personas con antecedentes de quimioterapia solamente, se recomienda realizar la colonoscopia a partir de los 35 años, o 10 años después de la quimioterapia (lo que ocurra último). Esto significa que, si recibió quimioterapia a los 28 años, las pruebas de detección comienzan a los 38 años. Las pruebas de detección siempre deben comenzar a los 45 años y deben repetirse cada 5 años.

Para aquellas personas que recibieron radioterapia como se describió anteriormente, se recomienda hacer la colonoscopia a partir de los 30 años o 5 años después del tratamiento (lo que ocurra último). Las pruebas de detección siempre deben comenzar a los 45 años y deben repetirse cada 5 años.

Si ha tenido 10 pólipos o más (de cualquier tipo) en cualquier parte del tracto gastrointestinal (GI), estos pueden desarrollarse a causa del tratamiento previo para el cáncer. Esto es más probable si en las pruebas genéticas integrales no se detectó un cambio genético relacionado con el cáncer colorrectal o con los síndromes de pólipos hereditarios.

En este caso, el profesional de atención médica puede recomendar una endoscopia superior (además de la vigilancia por colonoscopia). Esto les permitirá tener una visión de referencia (inicial) de tracto GI que se puede usar como comparación en futuros exámenes gastrointestinales.

## Tome medidas para realizarse las pruebas de detección

Usted puede tomar medidas para realizar las pruebas de detección y reducir el riesgo de padecer cáncer colorrectal:

- Inicie la conversación a tiempo. Hable de su riesgo de padecer cáncer colorrectal con el profesional de atención médica antes de cumplir 45 años.
- Conozca sus antecedentes familiares de cáncer colorrectal, que podrían requerir una detección más temprana.
- Infórmese sobre las opciones de detección del cáncer colorrectal.
- Inicie la detección a tiempo y mantenga el esquema de las pruebas de seguimiento.
- Manténgase activo, elija alimentos saludables y deje de consumir tabaco.

## Puntos clave

- Las personas con fibrosis quística tienen un mayor riesgo de padecer cáncer colorrectal. Si ha recibido un trasplante de órganos, se recomienda realizar la colonoscopia a partir de los 30 años o dentro de los 2 años posteriores al trasplante. De lo contrario, las pruebas de detección comienzan a los 40 años.

- Las personas con enfermedad inflamatoria intestinal (EII) que afecta el colon tienen un mayor riesgo de contraer cáncer colorrectal. La detección debe comenzar ocho años después de que comiencen los síntomas de la EII o antes, si existen antecedentes familiares o colangitis esclerosante primaria. El tiempo hasta la próxima revisión oscila entre tres meses y tres años según el riesgo de contraer cáncer.

- Si tiene antecedentes familiares de cáncer colorrectal o pólipos precancerosos, la detección suele comenzar a los 40 años o antes. Incluso si no se detectan pólipos, es posible que se vuelva a someter a una prueba de detección tan pronto como cinco años después.

- El tratamiento con quimioterapia o radioterapia en la niñez o la juventud aumenta su riesgo de cáncer colorrectal en etapas posteriores de la vida. Las pruebas de detección deben comenzar antes de lo recomendado para las personas con riesgo medio.

# Recursos

**CanCare, Inc.**
Cancare.org

**CancerCare**
cancercare.org

**Colorectal Cancer Alliance**
ccalliance.org

**Fight Colorectal Cancer**
fightcolorectalcancer.org

**Imerman Angels**
Imermanangels.org

**National Coalition for Cancer Survivorship**
canceradvocacy.org

**Triage Cancer**
Triagecancer.org

## El cáncer colorrectal y los adultos jóvenes

Por razones desconocidas, el cáncer colorrectal se está diagnosticando con más frecuencia en personas menores de 45 años. Estos tipos de cáncer pueden confundirse con hemorroides u otras afecciones no cancerosas. Si ve sangre en las heces o nota un cambio en sus hábitos intestinales, contáctese con un profesional de atención médica para realizarse pruebas.

**"El cáncer colorrectal siempre se ha considerado una «enfermedad de personas mayores». Ahora, los estudios han demostrado que una persona nacida en 1990, o incluso posteriormente, tiene de dos a cuatro veces más probabilidades de padecer cáncer colorrectal en comparación con una persona nacida en 1950. Por eso, es muy importante hacerse las pruebas de detección a los 45 años".**

# Palabras que debe conocer

**adenoma**
El tipo más común de pólipo colorrectal. También denominado pólipo adenomatoso, pólipo tradicional y pólipo convencional.

**adenoma serrado tradicional**
Pólipo poco frecuente que conlleva un riesgo alto de convertirse en cáncer. Cuando se observa en un microscopio, las células que lo conforman tienen un patrón de dientes de sierra.

**anatomopatólogo**
Médico experto en el análisis de células y tejidos para detectar enfermedades.

**colangitis esclerosante primaria (CEP)**
Enfermedad poco frecuente de larga duración que provoca daños en los conductos biliares. Aumenta el riesgo de contraer cáncer colorrectal.

**colitis ulcerosa**
Tipo de enfermedad inflamatoria intestinal (EII) que aumenta el riesgo de contraer cáncer colorrectal.

**colon**
La sección más larga del intestino grueso, donde los alimentos digeridos se transforman en heces.

**colonografía por tomografía computarizada**
Una prueba de detección para personas con riesgo medio de contraer cáncer colorrectal. Se utiliza el diagnóstico por imágenes mediante tomografía computarizada (TC) para ver el intestino grueso y las zonas cercanas. También se denomina colonoscopia virtual.

**colonoscopia**
Procedimiento para revisar el interior del colon con un dispositivo que se introduce a través del ano.

**cromoendoscopia virtual**
Procedimiento para observar el interior del colon con un dispositivo de filtración de luz que se introduce a través del ano. También se denomina cromoendoscopia visual.

**displasia**
Patrón de crecimiento celular anormal.

**endoscopia de luz blanca de alta definición (HDWLE)**
Procedimiento para revisar el interior del colon con un dispositivo introducido a través del ano que genera imágenes muy nítidas.

**enfermedad de Crohn**
Tipo de enfermedad inflamatoria intestinal que provoca una inflamación prolongada del colon.

**enfermedad inflamatoria intestinal (EII)**
Grupo de afecciones de salud que causan una inflamación a largo plazo en el aparato digestivo. Incluye la enfermedad de Crohn y la colitis ulcerosa.

**laxantes**
Medicamentos que se utilizan para limpiar los intestinos.

**lesión**
Una zona plana de células anormales.

**mucosa**
Capa más interna de la pared del colon.

**polipectomía**
Procedimiento quirúrgico menor para extirpar pólipos, usualmente durante una colonoscopia.

**pólipo**
Tumor no canceroso sobre la capa interior del intestino grueso. Con el tiempo, determinados tipos pueden transformarse en cáncer.

**pólipo hiperplásico**
Tipo de pólipo serrado. Los pólipos hiperplásicos grandes pueden aumentar el riesgo de padecer cáncer colorrectal.

**pólipo pediculado**
Pólipo que sobresale de la pared intestinal sobre un tallo.

**pólipo serrado sésil**
Pólipo plano que conlleva un riesgo alto de convertirse en cáncer. Cuando se observa en un microscopio, las células que lo conforman tienen un patrón de dientes de sierra. Puede presentar cúmulos de displasia (células precancerosas) También se denomina lesión serrada sésil o adenoma serrado sésil.

**pólipo sésil**
Pólipo que no sobresale mucho de la pared intestinal.

**prueba de sangre oculta en heces (SOH)**
Análisis de laboratorio que procura detectar pequeñas cantidades de sangre en las heces.

**prueba inmunoquímica fecal (PIF)**
Análisis de laboratorio que procura detectar pequeñas cantidades de sangre en las heces.

**prueba multidirigida de ADN en heces**
Análisis de laboratorio que procura detectar marcadores genéticos de cáncer colorrectal en las heces.

**recto**
La última sección del intestino grueso. Las heces permanecen allí hasta que salen del cuerpo a través del ano.

**sigmoidoscopia flexible**
Una prueba de detección para personas con riesgo medio de contraer cáncer colorrectal. Consiste en observar el recto y la última sección del colon para detectar zonas anormales.

**síndrome de Lynch**
Un síndrome de cáncer hereditario que aumenta el riesgo de contraer cáncer colorrectal y otros tipos de cáncer.

**síndromes polipósicos**
Grupo de síndromes de cáncer que causan pólipos colorrectales. El más común es la poliposis adenomatosa familiar (PAF).

**Si recibe un diagnóstico de cáncer colorrectal, tomar aspirina todos los días puede prolongar su vida y mejorar la prognosis relacionada con el cáncer. Pregunte al profesional de atención médica si la aspirina es adecuada para usted. Las hemorragias internas son un posible efecto secundario de tomar aspirina.**

# Colaboradores de NCCN

Esta guía para pacientes se basa en la NCCN Clinical Practice Guidelines in Oncology (NCCN Guidelines®) para la detección del cáncer colorrectal, versión 1.2024. Fue adaptada, revisada y publicada con la colaboración de las siguientes personas:


Dorothy A. Shead, máster en Ciencias
*Directora ejecutiva de Operaciones de Información para Pacientes*

Erin Vidic, máster en Artes
*Redactora médica sénior, Información para pacientes*

Susan Kidney
*Especialista ejecutiva en Diseño Gráfico*


La NCCN Clinical Practice Guidelines in Oncology (NCCN Guidelines®) para la detección del cáncer colorrectal, versión 1.2024, fue elaborada por los siguientes miembros del panel de NCCN:


Dr. Reid M. Ness, máster en Salud Pública/presidente
*Vanderbilt-Ingram Cancer Center*

Dr. Xavier Llor, doctorado en medicina/ vicepresidente
*Yale Cancer Center/Smilow Cancer Hospital*

Dr. Mohammad Ali Abbass, máster en Salud Pública
*Robert H. Lurie Comprehensive Cancer Center, Northwestern University*

Dr. Shrinivas Bishu
*University of Michigan Rogel Cancer Center*

Dr. Christopher T. Chen
*Stanford Cancer Institute*

*Dr. Gregory Cooper
*Case Comprehensive Cancer Center/University Hospitals Seidman Cancer Center and Cleveland Clinic Taussig Cancer Institute*

Dra. Dayna S. Early
*Siteman Cancer Center, Barnes-Jewish Hospital and Washington University School of Medicine*

Dr. Mark Friedman
*Moffitt Cancer Center*

Dr. David Mutch
*UT Southwestern Simmons Comprehensive Cancer Center*

Dr. Francis M. Giardiello, máster en Dirección de Empresas
*Johns Hopkins Kimmel Cancer Center*

Kathryn Glaser, doctorado en Filosofía, máster en Artes
*Roswell Park Comprehensive Cancer Center*

Dr. Surya Gurudu
*Mayo Clinic Comprehensive Cancer Center*

Dr. Michael Hall, máster en Ciencias
*Fox Chase Cancer Center*

Dr. Lyen C. Huang, máster en Salud Pública
*Huntsman Cancer Institute, University of Utah*

Dra. Rachel Issaka, máster en Estudios Avanzados
*Fred Hutchinson Cancer Center*

*Dr. Bryson Katona, doctorado en Medicina
*Abramson Cancer Center, University of Pennsylvania*

Dr. Trilokesh Kidambi
*City of Hope National Medical Center*

Dra. Audrey J. Lazenby
*Fred & Pamela Buffett Cancer Center*

Dra. Jennifer Maratt, máster en Ciencias
*Indiana University Melvin and Bren Simon Comprehensive Cancer Center*

Dr. Arnold J. Markowitz
*Memorial Sloan Kettering Cancer Center*

Dr. Joseph Marsano
*UC Davis Comprehensive Cancer Center*

Dra. Folasade P. May, doctorado en Medicina, máster en Filosofía
*UCLA Jonsson Comprehensive Cancer Center*

*Dr. Robert J. Mayer
*Dana-Farber/Brigham and Women's Cancer Center | Mass General Cancer Center*

Dra. Kinga Olortegui
*The UChicago Medicine Comprehensive Cancer Center*

Dra. Swati Patel, máster en Ciencias
*University of Colorado Cancer Center*

Dr. Shajan Peter
*O'Neal Comprehensive Cancer Center, UAB*

*Dra. Laura D. Porter
*Defensora de pacientes independiente*

Dra. Mehnaz Shafi
*The University of Texas MD Anderson Cancer Center*

Dr. Peter P. Stanich
*The Ohio State University Comprehensive Cancer Center - James Cancer Hospital and Solove Research Institute*

Dr. Jonathan Terdiman
*UCSF Helen Diller Family Comprehensive Cancer Center*

Dr. Peter Vu
*UC San Diego Moores Cancer Center*

*Dra. Jennifer M. Weiss, máster en Ciencias
*University of Wisconsin Carbone Cancer Center*

Dra. Elizabeth Wood
*St. Jude Children's Research Hospital/ The University of Tennessee Health Science Center*


## Personal de NCCN


Carly J. Cassara, máster en Ciencias
*Especialista en Diseño de Guías*

Susan Darlow, doctorado en Medicina
*Gerente sénior de Normalización de la Información sobre Directrices*


* Revisaron esta guía para pacientes. Para conocer las declaraciones políticas y conflictos de intereses, visite NCCN.org/disclosures.

# Centros oncológicos de NCCN

Abramson Cancer Center,
University of Pennsylvania
*Filadelfia, Pensilvania*
*+1 800.789.7366 • pennmedicine.org/cancer*

Case Comprehensive Cancer Center/
University Hospitals Seidman Cancer Center y
Cleveland Clinic Taussig Cancer Institute
*Cleveland, Ohio*
*UH Seidman Cancer Center*
*+1 800.641.2422 • uhhospitals.org/services/cancer-services*
*CC Taussig Cancer Institute*
*+1 866.223.8100 • my.clevelandclinic.org/departments/cancer*
*Case CCC*
*+1 216.844.8797 • case.edu/cancer*

City of Hope National Medical Center
*Duarte, California*
*+1 800.826.4673 • cityofhope.org*

Dana-Farber/Brigham and Women's Cancer Center |
Mass General Cancer Center
*Boston, Massachusetts*
*+1 877.442.3324 • youhaveus.org*
*+1 617.726.5130 • massgeneral.org/cancer-center*

Duke Cancer Institute
*Durham, Carolina del Norte*
*+1 888.275.3853 • dukecancerinstitute.org*

Fox Chase Cancer Center
*Filadelfia, Pensilvania*
*+1 888.369.2427 • foxchase.org*

Fred & Pamela Buffett Cancer Center
*Omaha, Nebraska*
*+1 402.559.5600 • unmc.edu/cancercenter*

Fred Hutchinson Cancer Center
*Seattle, Washington*
*+1 206.667.5000 • fredhutch.org*

Huntsman Cancer Institute, University of Utah
*Salt Lake City, Utah*
*+1 800.824.2073 • healthcare.utah.edu/huntsmancancerinstitute*

Indiana University Melvin and Bren Simon
Comprehensive Cancer Center
*Indianápolis, Indiana*
*+1 888.600.4822 • www.cancer.iu.edu*

Johns Hopkins Kimmel Cancer Center
*Baltimore, Maryland*
*+1 410.955.8964*
*www.hopkinsmedicine.org/kimmel-cancer-center*

Mayo Clinic Comprehensive Cancer Center
*Phoenix/Scottsdale, Arizona*
*Jacksonville, Florida*
*Rochester, Minnesota*
*+1 480.301.8000 • Arizona*
*+1 904.953.0853 • Florida*
*+1 507.538.3270 • Minnesota*
*mayoclinic.org/cancercenter*

Memorial Sloan Kettering Cancer Center
*Nueva York, Nueva York*
*+1 800.525.2225 • mskcc.org*

Moffitt Cancer Center
*Tampa, Florida*
*+1 888.663.3488 • moffitt.org*

O'Neal Comprehensive Cancer Center, UAB
*Birmingham, Alabama*
*+1 800.822.0933 • uab.edu/onealcancercenter*

Robert H. Lurie Comprehensive Cancer Center,
Northwestern University
*Chicago, Illinois*
*+1 866.587.4322 • cancer.northwestern.edu*

Roswell Park Comprehensive Cancer Center
*Búfalo, Nueva York*
*+1 877.275.7724 • roswellpark.org*

Siteman Cancer Center, Barnes-Jewish Hospital
and Washington University School of Medicine
*San Luis, Misuri*
*+1 800.600.3606 • siteman.wustl.edu*

St. Jude Children's Research Hospital/
The University of Tennessee Health Science Center
*Memphis, Tennessee*
*+1 866.278.5833 • stjude.org*
*+1 901.448.5500 • uthsc.edu*

Stanford Cancer Institute
*Stanford, California*
*+1 877.668.7535 • cancer.stanford.edu*

The Ohio State University Comprehensive Cancer Center -
James Cancer Hospital and Solove Research Institute
*Columbus, Ohio*
*+1 800.293.5066 • cancer.osu.edu*

The UChicago Medicine Comprehensive Cancer Center
*Chicago, Illinois*
*+1 773.702.1000 • uchicagomedicine.org/cancer*

The University of Texas MD Anderson Cancer Center
*Houston, Texas*
*+1 844.269.5922 • mdanderson.org*

UC Davis Comprehensive Cancer Center
*Sacramento, California*
*+1 916.734.5959 • +1 800.770.9261*
*health.ucdavis.edu/cancer*

UC San Diego Moores Cancer Center
*La Jolla, California*
*+1 858.822.6100 • cancer.ucsd.edu*

UCLA Jonsson Comprehensive Cancer Center
*Los Ángeles, California*
*+1 310.825.5268 • uclahealth.org/cancer*

UCSF Helen Diller Family
Comprehensive Cancer Center
*San Francisco, California*
*+1 800.689.8273 • cancer.ucsf.edu*

University of Colorado Cancer Center
*Aurora, Colorado*
*+1 720.848.0300 • coloradocancercenter.org*

University of Michigan Rogel Cancer Center
*Ann Arbor, Michigan*
*+1 800.865.1125 • rogelcancercenter.org*

University of Wisconsin Carbone Cancer Center
*Madison, Wisconsin*
*+1 608.265.1700 • uwhealth.org/cancer*

UT Southwestern Simmons
Comprehensive Cancer Center
*Dallas, Texas*
*+1 214.648.3111 • utsouthwestern.edu/simmons*

Vanderbilt-Ingram Cancer Center
*Nashville, Tennessee*
*+1 877.936.8422 • vicc.org*

Yale Cancer Center/Smilow Cancer Hospital
*New Haven, Connecticut*
*+1 855.4.SMILOW • yalecancercenter.org*

## Comparta su opinión con nosotros.

**Complete nuestra encuesta y contribuya para que NCCN Guidelines for Patients sea mejor para todos.**

**NCCN.org/patients/comments**

# Índice

Made in the USA
Las Vegas, NV
09 November 2026

57757226R00024